MOYENS

DE

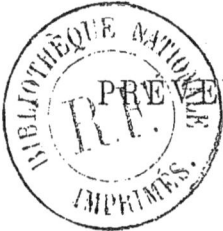

PRÉVENIR ET DE GUÉRIR

LA

PETITE VÉROLE

PAR

FERDINAND ROUGET

Ancien élève en Médecine
Auteur de divers Ouvrages d'utilité publique

Prix : 60 centimes

TOULOUSE

GIMET, LIBRAIRE-ÉDITEUR, RUE DES BALANCES, 66

OCTOBRE 1870

Dans l'antiquité, chez les peuples civilisés et surtout en Grèce, l'étude de la médecine et de l'hygiène faisait partie de l'instruction première de l'homme. Aujourd'hui on veut tout lui apprendre, excepté ce qui touche de plus près à ses intérêts les plus chers, la science de sa propre conservation.

La médecine est la plus utile de toutes les sciences, c'est aussi celle qu'il est le plus difficile de posséder à fond dans toutes ses parties. Mais tout ce qui constitue la médecine n'est pas également difficile à posséder, et si certaines parties de l'art exigent des études longues, pénibles et coûteuses, d'autres parties sont susceptibles d'être mises à la portée de tout le monde, sans études spéciales, et on peut ajouter que ces parties faciles sont précisément celles dont on a plus fréquemment besoin, surtout en temps d'épidémie. Il suffit pour cela qu'on s'adresse au simple bon sens de chacun, en parlant le langage qui lui convient.

Il est cruel de se sentir attaqué par un mal, et de ne rien connaître de ce mal, ni des moyens propres à le combattre ou à le guérir. Aussi toutes les personnes intelligentes, tous les chefs de maison, mais surtout les mères de famille, et ceux qui aiment à rendre service à leurs semblables, ont-ils besoin d'un guide, qui les mette en état de préserver de l'épidémie régnante, ceux qui leur sont chers.

Exercé depuis vingt ans à faire connaître les moyens les plus efficaces, pour le maintien et le rétablissement de la santé, à des personnes de tous les degrés d'intelligence et d'instruction, nous avons ainsi appris à nous faire comprendre de chacun. En lisant notre opuscule, on est forcé de reconnaître qu'il est vraiment le fruit de l'expérience, et que nous avons bien compris et indiqué la marche qu'il faut suivre pour prévenir, ou guérir la petite vérole, tout en inculquant dans l'esprit des lecteurs des notions qu'ils considèrent à tort comme étant au-dessus de leur portée.

Causes prédisposantes à l'invasion de la Petite Vérole

Les infractions continues aux règles d'une saine hygiène, les écarts de régime répétés, et les transgressions à la morale sanitaire, engendrent la prédisposition aux maladies. Cette prédisposition peut être héréditaire, ou acquise par une faible constitution ou par un pauvre tempérament. Ces simples causes prédisposantes de la maladie, lorsque la prédisposition existe déjà, peuvent devenir une occasion qui fait éclater la prédisposition et éclore la maladie. Un simple refroidissement, par exemple, dont il a fallu l'action prolongée pour créer la prédisposition, peut suffire désormais pour déterminer la maladie. Il résulte de là que les causes des maladies puisées dans les influences de l'hygiène, sont ou prédisposantes ou déterminantes, selon les conditions de santé et de disposition organique particulière. Voilà pour les causes extérieures.

Les causes internes de maladies, celles que nous portons avec nous dans nos organes, sont les humeurs viciées qui souillent la pureté du sang, des vaisseaux et des tissus. Ces humeurs ne constituent que la prédisposition, mais elles sont incapables de produire par elles-mêmes la maladie, si ce n'est de simples affections physiologiques, parce qu'elles sont des matières mortes et inertes, capables seulement de causer une gêne mécanique dans la circulation générale des fluides. Mais, plus tard, si ces humeurs passives viennent à se corrompre, à entrer en fermentation, elles donnent naissance à des essaims d'êtres infinitésimaux malfaisants, agents de destruction, causes actives des maladies.

Nous sommes arrivés à cette conclusion : qu'il ne faut jamais laisser séjourner d'humeurs malsaines dans le corps, humeurs dont la présence constitue presque toujours, surtout en temps d'épidémie, la dangereuse prédisposition, cause imminente de maladie.

Nous tirerons à plus forte raison, cette nouvelle conclusion non moins rigoureuse que la précédente, savoir, que les affections existant actuellement deviendront à leur tour des causes efficientes de maladies secondaires ou tertiaires, si elles ne sont pas expulsées dans leurs principes et dans leurs effets. Tout le monde sait que les maladies négligées se compliquent de symptômes de plus en plus graves, si elles ne sont pas convenablement traitées avec opportunité.

De ce qui précède, il résulte pour nous l'obligation impérieuse de ne pas négliger de nous guérir, non seulement de la prédisposition la plus bénigne en apparence et souvent la plus traîtresse au fond, mais encore de toute affection ou état morbide. aigu ou chronique existant actuellement.

Tout le monde connaît les symptômes de la fièvre inflammatoire : souvent frisson au début, chaleur, face rouge et animée, mal de tète, douleurs de reins, nausées, vomissements, perte de l'appétit, langue blanche, soif, urine rouge et rare, pouls fréquent, bouche pâteuse, constipation, insomnies, fatigues et lassitudes, agitation ou assoupissement. Tous ces phénomènes symptòmatiques ne se rencontrent pas toujours à la fois, et présentent des variations dans leur intensité.

Le but de cette réaction fébrile est de déterminer des éva-cuations critiques par toutes les voies naturelles : sueurs, urines, déjections intestinales, vomissements, afin de débarrasser l'éco-nomie des principes morbides qui la menaçaient.

Si nous observons la nature livrée à elle-même, nous voyons constamment la fièvre cesser à la suite de ces évacuations cri-tiques. On comprend que l'œuvre épuratoire et expulsive, de l'inflammation étant accomplie, celles-ci n'ont plus aucune rai-son d'être et que toutes les fonctions surexcitées rentrent dans le repos.

La fièvre franchement inflammatoire, chez un sujet vigou-reux et jeune, tombe à la suite de sueurs abondantes, d'urines chargées, de déjections liquides, ou d'une éruption dite de fièvre aux lèvres.

Mais nous ne sommes pas toujours en présence de ces heu-reuses conditions. Souvent les efforts critiques de l'organisme sont impuissants pour expulser d'emblée les principes de mala-die, soit parce que la constitution du malade est mauvaise, que le principe d'irritation a une grande acuité, ou que les condi-tions climatériques sont défavorables. Nous pouvons alors nous demander si la fièvre, qui dure déjà depuis plusieurs jours, n'est pas le commencement d'une fièvre typhoïde, d'une fièvre éruptive, rougeole, scarlatine ou petite vérole. En effet, si spec-tateurs inactifs des efforts impuissants de la nature à expulser le germe du mal, nous ne venons à son secours avec des moyens dépuratoires, pour l'aider dans le sens de ses efforts insuffisants, la maladie éclatera dans l'une des formes prévues ci-dessus.

Pour contracter une maladie épidémique, il faut la coïnci-dence de ses causes internes puisées dans la prédisposition indivi-duelle dont il a été question, et de ses causes extérieures puisées dans les foyers miasmatiques du sol, de l'air ou des eaux. Sans

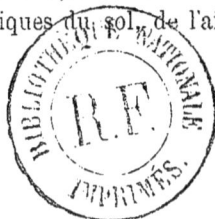

la rencontre de ces deux conditions morbifiques, nul n'est exposé à la contagion épidémique.

Mais chaque victime de l'épidémie devient à son tour une cause externe de la maladie régnante, en devenant un nouveau foyer miasmatique, infectant l'habitation, l'air et les autres éléments.

La petite vérole n'est pas contagieuse pour les personnes saines de corps et d'esprit. Elles peuvent affronter, sans crainte, l'épidémie qui n'a aucune prise sur elles, pourvu qu'elles observent les lois de l'hygiène et qu'elles se fassent vacciner deux ou trois fois dans les trente premières années de leur vie, car on peut avoir plusieurs fois la petite vérole.

La petite vérole n'est susceptible de contagion que pour les personnes débilitées et pour les individus porteurs de germes morbides dans des humeurs malsaines et un sang pauvre, qui constituent la prédisposition aux maladies. C'est par les soins de l'hygiène et de l'arrosage fréquent des habitations avec l'eau phénolée, 50 grammes d'acide phénique pour un litre d'eau, et l'usage soutenu pendant plusieurs jours du sirop éliminateur de Tamarin pour les femmes et les enfants, et des pillules Dehaut pour les personnes plus robustes, que l'on empêche cette prédisposition d'éclater, et qu'on la fait disparaître en se faisant vacciner après cette épuration.

On doit éviter toujours les actes d'intempérance, et surtout en temps d'épidémie. Veiller constamment à l'entretien de bonnes et faciles digestions, par le choix des aliments sains qui réussissent le mieux.

Symptômes et Traitement de la Petite Vérole

La petite vérole est un des fléaux les plus redoutables de l'humanité, qui, avant la découverte de la vaccine, attaquait un homme sur deux, en tuait un sur six. Elle faisait périr à elle seule le douzième de la population ; elle défigurait, en outre, par de laides cicatrices, deux fois plus de personnes qu'elle n'en tuait, sans compter ceux qu'elle estropiait ou qu'elle aveuglait si souvent. On ne saurait donc trop s'armer contre elle. La petite vérole présente plusieurs périodes dans sa marche : 1° l'invasion, 2° l'éruption, 3° la suppuration, 4° la desquamation ou chute des croûtes.

INVASION. — Elle commence par des frissons, fièvre avec chaleur, lassitude générale, nausées, vomissements, maux de tète, les yeux sont rouges, éternûment, hémorragie nasale, crachement de sang, douleur au bas des reins, haleine et urine d'une odeur putride, convulsions, délire. Tous ces symptômes ne se rencontrent pas toujours à la fois, et présentent des variations dans leur intensité.

TRAITEMENT

Le malade sera tenu bien couvert, le haut du corps moins que les parties inférieures ; l'oreiller doit être en crin ou en paille ; la tête et le haut du corps seront le plus élevés possible ; on coupera ou on éclaircira les cheveux si le malade en a beaucoup, quel que soit son sexe. Le linge du lit et du corps du malade sera souvent changé. La température de la chambre ne doit être ni froide ni chaude ; il faut en renouveler souvent l'air en ayant soin de couvrir entièrement le lit du malade avec des couvertures, en lui ménageant un soupirail pour respirer. Tous les jours, et plusieurs fois par jour, on arrosera la chambre du malade avec l'eau phénolée, qu'on prépare avec 50 grammes d'acide phénique pour un litre d'eau.

Infusion chaude. — Feuilles d'oranger, 10 grammes pour un litre d'eau, par tasses sucrées à volonté.

Sirop éthéré. — Sirop de fleur d'oranger, 45 grammes ; sirop d'éther, 15 grammes. Une cuillerée toutes les deux heures pour les adultes, et une cuillerée à café pour les enfants.

Sinapismes. — Application sur les côtés externes des mollets et des pieds. Mieux vaut employer en frictions, sur le bas des jambes et des pieds, la solution de l'huile essentielle de moutarde dans l'alcool. 10 grammes d'huile essentielle de moutarde pour 100 grammes d'alcool.

L'action de ce rubéfiant dérivatif est à la fois plus prompte, plus certaine que celle du sinapisme fait avec la farine de moutarde.

Pilules d'aconit. — Extrait alcoolique d'aconit, 15 centigrammes pour trois pilules. Une toutes les quatre heures, le deuxième jour, et on les fera suivre immédiatement d'une tasse d'infusion de fleurs de tilleul chaude et sucrée.

Pour les enfants, extrait alcoolique d'aconit, 7 centi-grammes pour trois pilules.

Le malade sera tenu à la diète, et si la soif est excessive, il faut lui donner souvent par tasses de la limonade cuite, chaude et sucrée; un citron coupé par tranches pour un litre d'eau bouillante.

ÉRUPTION. — Le troisième jour, la peau du visage se couvre de petites taches rouges, au centre desquelles, quelques heures plus tard, il se manifeste des boutons rouges, ainsi que sur tout le corps, qui grossissent jusqu'au cinquième ou sixième jour. Ces boutons s'élèvent et se manifestent aussi sur le globe des yeux, les cavités du nez, de la bouche, du pharynx, les parties génitales, la paume des mains et la plante des pieds. Les boutons varioliques vont en augmentant de volume, ils grossissent à leur base, s'entourent d'un cercle rouge, et on remarque à leur sommet une vésicule remplie d'un liquide blan-châtre, mais qui devient peu à peu jaunâtre. Cette éruption calme la fièvre ou la fait cesser entièrement.

TRAITEMENT

Infusion chaude. — Fleurs de bourrache 40 grammes, fleurs de violette 5 grammes, feuilles d'oranger 5 grammes pour 2 li-tres d'eau. Par tasses convenablement sucrées.

Infusion excitante. — Feuilles de bardane 50 grammes pour 2 litres d'eau; on ajoutera, après avoir filtré, 30 grammes d'acétate d'ammoniaque. Cette infusion se donne chaude et su-crée lorsque l'éruption arrive lentement.

Infusion excitante pour les enfants. — Semences d'ancolie 10 grammes pour un litre d'eau bouillante : filtrez et sucrez.

Si les boutons varioliques de la bouche ou du pharynx gê-

nent le malade, on lui donnera la décoction ci-après et on le
fera gargariser.

Décoction émolliente. — Figues sèches 50 grammes, fleurs de
tussilage 30 grammes pour un litre d'eau. Filtrez et ajoutez
60 grammes de miel épuré.

Gargarisme émollient. — Décoction de racine de guimauve
120 grammes, alcool 15 grammes, acétate de plomb 5 centigrammes.

Décoction laxative. — Orge une poignée pour un litre d'eau.
Filtrez et ajoutez : sirop de tamarin 100 grammes, nitrate de
potasse 5 grammes; une tasse tous les matins pour tenir le
ventre libre.

Le malade prendra trois ou quatre tasses par jour de bouillon
léger de poulet ou de veau.

ÉRUPTION GRAVE. — Lorsque les boutons de la petite vérole
sont extrêmement nombreux, ou tellement volumineux qu'ils
viennent à se toucher et se confondre les uns dans les autres,
après avoir soulevé l'épiderme tout entier, on la nomme *con-
fluente;* si la fièvre qui l'accompagne sans interruption est bénigne, tout se passe convenablement; mais, si elle est vive,
accompagnée de délire, que l'éruption se fasse mal, que les
boutons soient applatis, plutôt que de suivre une marché régulière et convenable, il survient gangrène, pourpre, alors elle
devient dangereuse; le danger est imminent lorsqu'on distin-
gue, dans l'intervalle des pustules, des taches pourprées et
gangréneuses, lorsque la langue et les lèvres noircissent. Cette
éruption grave paraît le deuxième ou le troisième jour de la
maladie, ce qui permet de la distinguer de l'éruption régulière
qui a lieu le troisième ou le quatrième jour de la maladie.

TRAITEMENT

Infusion. — Fleurs sèches de sureau 15 grammes pour un litre d'eau. Filtrez et ajoutez acétate d'ammoniaque 25 grammes.

Potion phénolée. — Eau distillée 60 grammes, sirop de fleurs d'oranger 40 grammes, acide phénique 1 gramme, une cuillerée toutes les deux heures dans une tasse d'infusion de fleurs de mauve sucrée pour les adultes ; une cuillerée à café pour les enfants.

Potion thériacale. — Sirop simple 90 grammes, alcool 10 grammes, thériaque 10 grammes, une cuillerée, plusieurs fois par jour, dans une tasse d'infusion de tilleul ; une cuillerée à café pour les enfants.

SUPPURATION. — Le septième ou le huitième jour, la fièvre redouble, la peau se tend, se gonfle, se rougit, les paupières se boursouflent et se ferment, les pustules se gonflent, leur dépression centrale disparaît, ainsi que leur cercle rouge, le pus qui les remplit est jaunâtre et épais ; le dixième, le onzième ou le douzième jour, on commence à distinguer un point noir au sommet des pustules ; elles se rompent à cet endroit, le pus sort et se change en croûtes.

TRAITEMENT

Limonade cuite de citron pour boisson, bouillon au tapioca ou à la semoule ; biscuits et pruneaux cuits, vin de Bordeaux une cuillerée deux fois par jour. On lave les yeux avec une décoction de guimauve ou de lait tiède.

Quand les pustules pleines de pus ne suppurent pas, on les touche avec une petite quantité de la pommade ci-après :

Huile d'amandes douces 30 grammes, cire liquéfiée 12 grammes, carbonate de zinc 10 grammes.

Desquamation. — Le treizième, le quatorzième ou le quinzième jour, le pus qui sort des pustules se change en croûtes; ces croûtes tombent, et la convalescence arrive. Le danger de la contagion est plus grand à la fin de la maladie qu'à son début.

TRAITEMENT

Limonade cuite de citron pour boisson, bouillon au tapioca, à la semoule ou au pain, œufs à la coque, volaille, viandes grillées, vin de Bordeaux.

Potion camphrée. — Emulsion d'amandes douces 30 grammes, camphre 1 gramme 50 centigrammes, nitre 15 centigrammes, sirop de fleurs d'oranger 15 grammes, une cuillerée toutes les deux heures pour les adultes, une cuillerée à café pour les enfants.

Limonade purgative. — Citrate de magnésie 50 grammes, eau bouillante demi-litre. Versez l'eau bouillante sur la poudre de citrate de magnésie et remuez avec une cuiller d'argent, d'étain ou de bois. On prend cette limonade le seizième jour de la maladie, le matin à jeun, en trois fois, de quart d'heure en quart d'heure. Pour les enfants, demi-dose.

Sirop de tamarin. — 3 cuillerées de sirop de tamarin dans une infusion de thé sucré à prendre le dix-septième jour, le matin à jeun ; demi-dose pour les enfants.

Pilules Dehaut. — 3 pilules à prendre le dix-huitième jour, le matin à jeun ; 2 pilules pour les enfants.

Régime confortable et d'une facile digestion.

Pour faire disparaître les vestiges que la petite vérole laisse sur le visage, il faut se laver soir et matin, vers la fin de la chute des croûtes, avec du lait d'anesse fraîchement tiré de la mamelle, sans le laisser refroidir.

Nous nous sommes appliqués à faire connaître succinctement les moyens les plus efficaces pour combattre et guérir la petite vérole, afin que sans effort ni science chacun puisse donner ses soins à ceux qui leur sont chers.

Tel est notre ardent désir; fasse le ciel qu'il se réalise.

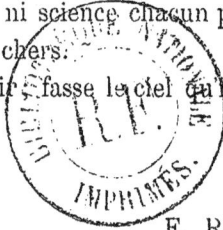

F. ROUGET.

Toulouse, imp. Rives et Privat, rue Tripière, 9.

www.ingramcontent.com/pod-product-compliance
Lightning Source LLC
Chambersburg PA
CBHW050453210326
41520CB00019B/6195